HALITOSE
UM GUIA PARA A
LIBERDADE

Dr. Arany Tunes

*Dedico esse livro à minha família,
pelo apoio incondicional a todos os meus projetos.
Minha esposa Simone e meus filhos
Lucas, Giovana, Matheus e Júlia.
E a todos os portadores de halitose,
a razão da existência dessa obra.*

PREFÁCIO

Esse é um manual prático, não um livro científico.

Não foi escrito para médicos, dentistas ou profissionais da área de saúde que queiram entender profundamente sobre o assunto e tratar portadores de halitose. Esses têm à sua disposição centenas de artigos científicos, livros e cursos sobre o tema, caso se interessem.

Esse livro foi escrito para você, portador de halitose, que sofre por ter um problema muitas vezes difícil de diagnosticar e tratar. Ou mesmo com a ausência de um especialista próximo e que possa resolver seu caso.

Tem como objetivo ajudar a entender a halitose e, em alguns casos, dar condições plenas do portador ficar livre do problema.

Não se iluda achando que esse livro vai te indicar a receita de um remédio infalível ou mesmo uma fórmula mágica para resolver o problema. Isso não está aqui por um motivo muito simples: não existe. Mas através dessa leitura você compreenderá o que tem e terá traçado o caminho para a liberdade.

Apesar de não ser um livro científico, em nenhum momento se afasta do que a ciência comprovou como verdade até o presente momento. E leva, em cada página, a experiência que adquiri tratando exclusivamente a portadores de halitose nos últimos 15 anos.

Tentei escrever na linguagem mais simples possível, para ser entendido por todos que precisam de ajuda. É simples e direto.

Aprendi com a experiência que portadores de halitose sofrem. E então decidi que algo precisava ser feito.

Transformei cada olhar triste, pedido de ajuda e sorriso de gratidão que recebi dos meus pacientes, no combustível usado na elaboração desse material.

Descobri, através da prática, que meu maior objetivo é fazer com que as pessoas deixem de ter mau hálito, eliminando o sofrimento que isso provoca. Para você leitor, esse é o meu desejo mais sincero.

Boa leitura.

Dr. Arany Tunes, janeiro de 2019.

PREFÁCIO 5

CAPÍTULO 1 - A HALITOSE 9

CAPÍTULO 2 - COMO SABER SE EU TENHO MAU HÁLITO?...................11

CAPÍTULO 3 - QUAL A "SUA" HALITOSE? 16

CAPÍTULO 4 - AS CAUSAS MAIS COMUNS DA HALITOSE CRÔNICA.......20

CAPÍTULO 5 - MÁ SALIVAÇÃO 22

CAPÍTULO 6 - SABURRA LINGUAL 29

CAPÍTULO 7 - CÁSEOS...36

CAPÍTULO 8 - GOTEJAMENTO PÓS NASAL.......................42

CAPÍTULO 9 - GENGIVITE..45

CAPÍTULO 10 - GOSTO RUIM NA BOCA 48

CAPÍTULO 11 - MAU HÁLITO MUDA SEU COMPORTAMENTO.............52

CAPÍTULO 12 - ELIMINANDO A HALITOSE 55

CAPÍTULO 13 - AINDA PRECISO DE AJUDA?.........................61

CAPÍTULO 14 - CONSIDERAÇÕES FINAIS.............................65

SOBRE O AUTOR 67

Halitose é o nome científico do mau hálito, uma condição que acompanha a humanidade desde sempre.

Em algum momento, TODOS NÓS TEMOS MAU HÁLITO.

É normal quando acordamos, estamos com fome ou doentes, por exemplo.

E sempre que for considerado normal, passa.

Vou explicar melhor, com três exemplos:

1. Você acorda com mau hálito. Isso é normal, pois quase todo mundo acorda com o hálito alterado. Então você toma café da manhã, escova os dentes e o mau hálito passa. Normal.

2. Você está doente, com dor de garganta, por exemplo. É normal que seu hálito fique ruim. E quando sua garganta sara, o hálito volta ao normal.

3. Você não come há muitas horas e está com fome. Seu hálito pode ficar ruim e isso também é normal. E basta comer que o mau cheiro desaparece.

Mas existem condições em que o mau hálito não é considerado normal. É disso que tratamos nesse livro. O mau hálito que está ali quando não era para estar.

Você acabou de escovar os dentes, não está doente, está sem fome, seus dentes e gengivas estão saudáveis e o mau hálito continua. Sem motivo aparente.

Já foi ao médico, dentista, mudou alimentação, usou vários enxaguastes bucais diferentes, limpa bem a língua e o problema persiste. É disso que eu quero que você se liberte.

Por outro lado, é importante entender que o HÁLITO NORMAL TEM CHEIRO. Varia um pouco de uma pessoa para a outra, de acordo com o que comemos, além de outros fatores, como o uso de remédios, por exemplo. Mas geralmente o cheiro é leve, só dá para sentir de perto. E é AGRADÁVEL, chegando a ser adocicado em algumas pessoas. Se estiver DESAGRADÁVEL, mesmo que seja sentido apenas de perto, é mau hálito. E deve ser eliminado.

A halitose não agrega nada de positivo para a vida dos portadores. Muito pelo contrário. Afeta negativamente a auto estima, os relacionamentos pessoais e profissionais, mudando o comportamento. Muitas pessoas se fecham, se isolam por conta do problema.

Considero a halitose algo grave. Não do ponto de vista de risco à vida, pois ninguém morre de halitose. Mas o impacto negativo na qualidade de vida muitas vezes é enorme, devendo a halitose ser eliminada o mais rápido o possível, para evitar ou minimizar estes danos.

Muitas pessoas não sabem se têm mau hálito, ou como está o próprio hálito nesse exato momento. E se você tem essa dúvida, não está sozinho.

O fato de não conseguirmos sentir com clareza nosso próprio hálito é um dos fatores que mais atormentam os portadores de halitose.

Pensa como seria fácil se fosse da maneira que vou descrever.

Seu hálito está ruim, sai da sua boca um "vapor" roxo, ou verde musgo, bem escuro. Um alerta do seu corpo de que tem algo errado.

E quando o hálito normal o vapor sai transparente, com aqueles "brilhinhos" que aparecem em propaganda de produtos de limpeza.

Fácil não é verdade? Teríamos certeza de como está nosso hálito e ponto final.

Mas infelizmente na vida real isso não acontece.

Teoricamente não conseguimos sentir nosso próprio hálito por conta de uma condição chamada <u>fadiga olfatória</u>. É o que ocorre quando nosso corpo se "acostuma" com um cheiro. Isso acontece todos os dias, quando passamos um perfume, por exemplo. Sentimos bem o cheiro no início, mas depois de um tempo, deixamos de sentir. Mas o cheiro do perfume continua lá. E se alguém chegar perto de nós, vai sentir.

Apesar de existir fadiga olfatória, não estou querendo afirmar aqui que você tem halitose e NÃO SENTE NADA. Isso até acontece em alguns casos. Mas o mais comum é a pessoa ter sensações desagradáveis, como gosto ruim na boca (gosto amargo, por exemplo). Ou mesmo sentir a boca seca ou a sensação de que ela não fica limpa, por mais que escove os dentes. Ou mesmo ter muita saburra lingual (aquela sujeira que se acumula na língua) ou cáseos, as famosas bolinhas fedidas que se acumulam nas amídalas. Outros sentem um "bolo na garganta".

Mas infelizmente, nenhuma dessas SENSAÇÕES servem como um TERMÔMETRO CONFIÁVEL para medir o próprio hálito.

Vou explicar.

É possível estar com a boca muito amarga e mesmo assim estar com hálito normal.

Ou não sentir nada e estar com o hálito péssimo.

Algumas pessoas têm muita saburra lingual e cáseos e não têm mau hálito.

Outros quase não têm saburra, só um pouquinho lá no fundo e o hálito é terrível.

Então, COMO SABER?

Algumas coisas funcionam e outras, não.

O que funciona?

1. Pergunte para sua família.

Geralmente quem tem halitose tem queixa, ou seja, alguém que reclama. E não estou falando de coçar o nariz ou oferecer uma bala. É reclamar mesmo, tipo *"Nossa, você está com hálito muito forte"* ou *"Vai escovar esses dentes, tá com mau hálito"*

Vamos entender melhor.

De cada 10 pacientes que eu atendo e que REALMENTE TÊM MAU HÁLITO, pelo menos 9 tem queixas espontâneas, ouvem frases parecidas como as que escrevi acima. Não precisam nem perguntar se está bom ou não. E quando perguntam, acabam tendo sua suspeita confirmada. Os familiares afirmam que percebem, mesmo que não seja constante.

E quem reclama, geralmente é alguém muito próximo: filho, pai, mãe, irmão, esposa etc. Pessoas íntimas. Afinal, não é fácil falar isso para quem não é íntimo, não é verdade?

IMPORTANTE: esqueça essa história de que as pessoas não falam para não te magoar. Eu também acreditava nisso quando era TOTALMENTE INEXPERIENTE no assunto. Hoje sei que isso é bobagem. Se você realmente estiver com mau hálito, alguém vai reclamar. E provavelmente será alguém muito próximo.

Se está com essa dúvida, PERGUNTE! De preferência para mais de uma pessoa da sua família.

2. Medidores de hálito

Existem dois tipos de medidores de hálito. Os confiáveis e os não confiáveis. Prefiro não citar nomes para evitar problemas.

E o que os medidores fazem, afinal?

A grosso modo, eles mostram como está seu hálito NAQUELE INSTANTE, ou seja, como está o seu hálito no momento em que está sendo examinado. Nenhum medidor de hálito vai dizer se VOCÊ TEM ou se VOCÊ NÃO TEM mau hálito, com 100% de confiança. Então, para usar um medidor para saber se você tem mau hálito ou não, precisaria fazer o exame várias vezes, em dias e horários diferentes e às vezes mais de uma vez no mesmo dia. Afinal de contas, o hálito oscila, varia ao longo do dia.

É muito mais fácil perguntar para a família. Não precisa ser especialista para dizer se alguém tem ou não tem mau hálito, concorda? Basta conviver com a pessoa.

Em alguns países, medidores de hálito confiáveis (de uso profissional) são vendidos direto ao consumidor, ou seja, você pode ter um medidor desses em casa. E pode ficar medindo seu hálito o dia inteiro, se quiser. Mas isso não é viável para todo mundo.

Eu já usei 3 equipamentos diferentes nos últimos 15 anos. Atualmente, apesar de ter medidores de hálito, nunca abro mão de envolver a família dos meus pacientes no tratamento. Envolver a família é mais útil, prático e seguro. E ajuda muito a eliminar a insegurança. Mas disso vamos falar num outro capítulo.

E o que NÃO funciona?

1. Julgar seu hálito pela reação das pessoas (coçar o nariz, se afastar, oferecer balas etc.).

Nunca faça isso.

Mesmo que você tenha certeza de que isso é certo.

Mesmo que seja nítido que todos só reagem daquela forma para você.

Vamos falar disso mais adiante. Por enquanto fica um aviso importante. Isso já fez muita gente sofrer, não resolveu a halitose de ninguém e muitos foram parar no psiquiatra por conta disso.

Se você se preocupa com seu hálito faz muito tempo, vai interpretar qualquer reação como um sinal de que está com mau hálito. Mesmo que não esteja.

<u>2. Testes Caseiros</u>

Como lamber o pulso, deixar secar e sentir o cheiro depois. Ou esfregar o dedo nas amídalas ou nos dentes do fundo e cheirar, acreditando que o odor que você vai sentir é exatamente o seu hálito. Não funciona.

Essas "técnicas" falham muito, gerando um tipo de resultado que chamamos de "falso positivo". Podem gerar mau cheiro mesmo em quem não tem mau hálito. Não é confiável. Simples assim.

Esse é um ponto crucial para que você consiga resolver seu problema.

Hoje sabemos que o mau hálito pode ser o resultado de cerca de 80 condições diferentes. Esse número varia um pouco de acordo com um ou outro autor. Mas são muitas causas diferentes para um único problema.

É por isso que não existe um REMÉDIO PARA HALITOSE à venda nas farmácias. Afinal, nenhum remédio "resolve" tantos problemas diferentes, concorda?

O melhor a fazer quando o assunto é o mau hálito é descobrir o que está acontecendo NO SEU ORGANISMO. E interferir nisso, solucionando o problema.

Ao invés de deixar uma lista enorme de condições que podem gerar mau hálito, acho mais fácil para o leigo, dividir em 4 grupos diferentes.

1. Halitose provocada por doenças sistêmicas
2. Halitose provocada por doenças bucais
3. Halitose provocada por hábitos
4. Halitose provocada por disfunções

Agora vamos falar um pouco desses grupos.

Halitose provocada por doenças sistêmicas

Doenças sistêmicas são aquelas em que o indivíduo como um todo fica doente. E várias doenças desse tipo provocam mau hálito.

É o que chamamos de comorbidade, um problema que pode vir junto com a doença.

Diabetes, insuficiência renal, insuficiência cardíaca e alguns tipos de câncer como o dos pulmões e estômago são bons exemplos. A lista de doenças é enorme.

Quando não são as doenças, podem ser os remédios usados para essas doenças que acabam provocando halitose.

Ao invés de deixar essa lista e confundir sua cabeça, vou fazer uma pergunta:

"Você está saudável?

Se a resposta for SIM, esquece isso.

Geralmente as doenças que geram halitose são graves, não ficam "escondidas" por muito tempo. A pessoa sabe que está doente, está em tratamento e muitas vezes corre o risco de morrer. Se você tem mau hálito faz muito tempo mas não tem nenhum diagnóstico, dificilmente esse é o seu caso.

Agora se você é portador de alguma doença sistêmica, provavelmente já faz acompanhamento médico. E vale conversar com ele sobre o assunto. Ainda assim recomendo que continue a leitura até o final, pois nas próximas páginas com certeza encontrará algo útil para o seu caso.

Muitas doenças sistêmicas têm como resultado um mau hálito que acaba se formando na boca. E isso pode ser, no mínimo, controlado. Mesmo que a doença não tenha cura.

Halitose provocada por doenças bucais.

Vários problemas bucais podem provocar mau hálito.

De longe, a gengivite é a causa mais comum. E por isso há um capítulo exclusivo sobre o assunto nesse livro.

Mas outras condições bucais podem provocar mau hálito.

Vou citar dois exemplos.

1. Um dente que precisa de tratamento de canal e está drenando pus para a boca.

2. Infecção no dente do siso (terceiro molar) que não "nasceu" completamente.

Apesar de existirem muitos problemas na boca que podem provocar halitose, todos eles são de fácil diagnóstico pelo seu dentista.

Então o primeiro passo, caso você ainda não tenha feito isso, é visitar um dentista.

Se você já visitou um dentista e sua boca está saudável, siga em frente com a leitura.

Halitose provocada por hábitos

Esse tipo de halitose ocorre quando o indivíduo TEM CULPA, mesmo que não seja intencional.

Fumantes (cigarro, narguilé etc.), usuários de drogas ilícitas, excesso de bebida alcoólica, maus cuidados com a higiene bucal e corporal, praticantes de jejum prolongado e pessoas que bebem pouca água são exemplos.

Nesse momento da leitura é importante você parar e pensar nos seus hábitos.

Você tem um estilo de vida saudável? Toma mais de dois litros d'água por dia, evita períodos muito longos sem se alimentar, tem bons hábitos de higiene, não fuma nem bebe em excesso e tem uma alimentação balanceada?

Então não se preocupe, siga em frente com a leitura.

Mas se identificou algo de errado nos seus hábitos, chegou a hora de mudar, concorda? Apenas ler e saber que está errado não resolve. É preciso se conscientizar e mudar.

Claro que existem pessoas que fazem tudo errado e não têm mau hálito. E também existem aqueles que teoricamente fazem tudo certo e têm o problema. Mas isso não é desculpa para fazer as coisas do jeito errado. Afinal de contas, quem tem o problema é você, e não os outros.

Halitose provocada por disfunções

Disfunção é quando algo não está funcionando direito, mas não chega a ser uma doença.

Essas são causas muito comuns de halitose crônica, pois nem sempre são de fácil diagnóstico e, como a pessoa não está doente, às vezes passa anos com o problema sem descobrir o que tem.

Baixa produção de saliva é um exemplo clássico. Não é doença e sim uma disfunção. Pode provocar mau hálito e outros desconfortos como gosto ruim na boca ou sensação de que a boca não fica limpa. E se não for tratada, não se resolve espontaneamente.

A relação entre saliva e mau hálito é tão importante que existe um capítulo exclusivo sobre o assunto nesse livro. Não deixe de ler, pois é muito importante e pode te surpreender.

Outras disfunções podem gerar halitose: acúmulo de cáseos nas amídalas e gotejamento pós nasal são os mais importantes. Falaremos deles em capítulos separados.

CAPÍTULO 4 - AS CAUSAS MAIS COMUNS DA HALITOSE CRÔNICA

Antes de falar sobre as causas mais frequentes da halitose, preciso deixar algo muito claro. Lembre-se que esse livro é um manual prático, direto.

Falo aqui das causas mais frequentes de halitose crônica que apareceram no meu consultório nos últimos 15 anos. E isso corresponde a cerca de 99% dos casos que já tratei até hoje.

Essa estatística deve ser diferente num hospital, onde muitos doentes graves ou terminais apresentam alteração no hálito. Ou mesmo em consultórios de outras especialidades.

Além das causas que mais aparecem no meu consultório, também cito aqui uma causa muito comum de halitose, que é a gengivite (inflamação das gengivas).

Se pesquisarmos a saúde de toda a população mundial, buscando saber qual a causa "número 1" do mau hálito, provavelmente a resposta será gengivite. Mas aparece pouco no meu consultório. O motivo? É muito fácil de diagnosticar e tratar. E dificilmente alguém vai parar no especialista com algo tão óbvio. De qualquer forma, vou dedicar um capítulo somente para esse problema. E, caso sua gengiva esteja saudável, não sagra quando você escova ou passa o fio dental, é só pular o capítulo sobre o assunto e seguir em frente.

<u>Causas mais comuns de halitose crônica:</u>

1. Má salivação (hiposialia ou hiposalivação)

2. Saburra lingual
3. Cáseos Amigdalianos
4. Gotejamento pós nasal
5. Gengivite

Um fato muito importante sobre essa lista. Com exceção da gengivite, que é uma doença bucal muito comum, as demais causas podem ser consideradas disfunções ou mesmo algo normal em determinadas condições.

É possível que você passe anos ou mesmo décadas da sua vida com algum desses problemas sem conseguir uma explicação coerente sobre o problema. E muito menos uma solução definitiva.

Nos próximos capítulos vamos falar sobre cada uma delas, e o que você pode fazer para evitar ou corrigir essas condições.

Esse talvez seja o capítulo mais longo desse livro. E o mais importante.

E o motivo é simples. Muita gente que tem halitose crônica, tem problema na saliva e não sabe. E a saliva acaba influenciando outras causas comuns, como a saburra e os cáseos.

Então, leia com atenção e se não entender, leia novamente.

E, se perceber que esse pode ser o seu caso, siga à risca as dicas que dou nesse capítulo.

Hiposialia ou hiposalivação é o nome que damos para a má salivação.

E o problema pode estar na <u>quantidade</u> e na <u>qualidade</u> da saliva, que geralmente andam juntas.

Quem tem fluxo salivar normal geralmente produz saliva de boa qualidade. E quando produzimos pouca saliva, geralmente ela tem composição inadequada.

Como saber se minha salivação é normal?

Quem tem má salivação, geralmente sente desconfortos.
Fique alerta se algo dessa lista te incomoda:

- Gosto ruim na boca (amargo, azedo, metálico, podre ou salgado).
- Sensação de que a boca não fica limpa, mesmo escovando os dentes várias vezes ao dia.
- Gosto do alimento "não passa" após as escovações
- Aumento da saburra lingual

- Aumento do acúmulo de cáseos
- Secura bucal (boca seca)
- Sensação de "bolo" na garganta
- Piora no paladar (não sente direito o gosto ou coloca mais sal nos alimentos)
- Mau hálito
- Sensação de boca quente ou ardência
- Saliva "grossa" ou que forma muitas bolhas

Nem sempre o paciente com problema na saliva sente tudo o que está nessa lista. As sensações mais comuns são a presença de gosto ruim na boca e de que a boca não fica limpa.

Também existem outros desconfortos que podem acontecer em pessoas com má salivação. Mas eles são comuns em casos muito graves, de fácil diagnóstico pelo dentista e geralmente são causados por problemas sérios na saúde. Para não confundir, nem vou citar nesse texto.

É importante também deixar claro que nem sempre o problema é "visível" na boca. Muitas pessoas têm salivação ruim mas, examinando a boca, tudo parece normal. Isso dificulta muito o diagnóstico, pois até mesmo dentistas experientes são traídos pelo aspecto de normalidade. Quando o assunto é má salivação, o que a pessoa sente conta mais do que a aparência da boca.

Existe um exame chamado *sialometria*, que tem como finalidade avaliar a quantidade e qualidade da saliva que produzimos. Infelizmente, a experiência tem me mostrado que esse exame nem sempre é confiável, pois muitas pessoas com má salivação mostram bons resultados nesse exame.

Em relação ao gosto ruim na boca, quando ele ocorre por conta da má salivação, tem as seguintes características:

Surge espontaneamente, sozinho. Você não precisa comer nada com gosto amargo (por exemplo), para a boca ficar amarga.

Na maioria das vezes, não é constante.

Desaparece quando você come. Você consegue sentir o gosto da comida. Mas depois de um tempo, você escovando os dentes ou não, o gosto ruim volta.

O que provoca a má salivação?

- Baixo consumo de água
- Stress, ansiedade e depressão
- Efeito colateral de alguns remédios (para pressão alta, ansiedade, depressão, insônia, acne etc.).
- Uso de drogas (cocaína e maconha, principalmente)

Alguns tratamentos (quimioterapia, radioterapia de cabeça e pescoço e cirurgia na região das glândulas salivares, por exemplo)

Algumas doenças, com o diabetes, Síndrome de Sjögren, Hipotireoidismo etc.

Além das causas acima, é importante deixar claro que muitas pessoas ficam com a salivação ruim, mesmo sem nenhum desses fatores. Como se a salivação ficasse ruim do nada. E raramente o problema se resolve sozinho. Algo precisa ser feito para que a salivação volte ao normal.

O que fazer para corrigir o problema?

1. A primeira providência é tomar muita água, todos os dias. e não adianta fazer isso somente por uma semana ou duas. Tem que ser algo contínuo para ter resultado positivo. O ideal é tomar pelo menos 2 litros por dia. Se você trabalha no calor, fazendo muito

esforço físico ou pratica esportes, a quantidade tem que ser muito maior.

Nem sempre é o que resolve. Muitas pessoas que me procuram com salivação ruim tomam bastante água e continuam com o problema. Se esse é o seu caso, continue tomando muita água, mas siga as próximas recomendações.

2. Estimule sua salivação. Você pode fazer isso em casa, gastando muito pouco. Vou dar dois exemplos de como você pode conseguir essa estimulação.

Todos os alimentos estimulam nossa salivação, dão "água na boca". Mas tudo o que é AZEDO, estimula muito a produção de saliva. Então, ter alimentos ácidos na sua alimentação diária é uma boa estratégia.

Algumas dicas de alimentos e receitas que podem ajudar:

a) Laranja, limão, abacaxi, kiwi, morango, uva, maçã, maçã verde, vinagre etc. Consuma esses alimentos no dia a dia, principalmente entre as principais refeições.

b) Faça um estimulante salivar natural usando limão: esprema um limão e adicione uma pitadinha de sal (se tiver pressão alta não use o sal). Coloque num frasco conta gotas e pingue essa solução na língua, 5 ou 6 vezes ao dia.

c) Toma água saborizada com limão ao longo do dia. Esprema meio limão numa garrafinha com meio litro d'água. Consuma essa água aos poucos. Tome uma garrafinha dessa ao longo da manhã e outra no período da tarde. Cada vez que você tomar um gole dessa água, além de hidratar seu corpo, ao sentir o gosto azedinho do limão, você vai estimular sua salivação de forma natural.

Além do sabor azedo, você pode fazer uma fisioterapia doméstica, com algo muito barato.

Sabe aquela cordinha de borracha que colocam no nosso braço quando vamos tirar sangue para fazer algum exame? Você encontra em qualquer farmácia ou loja especializada em produtos médicos.

Corte pedaços com cerca de 1 cm, coloque entre os dentes e mastigue suavemente, por 10 minutos. Pode engolir a saliva, não há problema. Depois de usar, jogue a borrachinha mastigada fora. Faça isso duas vezes ao dia.

Se preferir, procure na internet pela palavra Hiperbolóide. Algumas empresas fabricam pequenos dispositivos de silicone que são melhores do que essa solução caseira, feitos para estimular a salivação.

> IMPORTANTE: Evite balas e chicletes. Primeiro por que eles te dão a sensação de estar "disfarçando o hálito". E não quero que você se sinta seguro somente quando está com uma bala ou chicle na boca. Você não quer ser dependente disso. Em segundo lugar, não resolve. Não são tão úteis para reverter a má salivação. Se balas e chicletes resolvessem o problema, eu não teria um único paciente.

E se não resolver?

Antes de se preocupar com isso, saiba que má salivação costuma ser algo reversível. Nos últimos 15 anos, corrigi salivação de muita gente.

Mas nunca é algo que se consegue em uma semana ou duas. Muito pelo contrário.

Você precisará ser persistente e manter esses cuidados com a salivação por semanas ou meses. A melhora costuma ser lenta e gradual, mas acontece.

Com exceção daqueles casos em que a glândula salivar não funciona mais ou nem mesmo existe. Isso pode acontecer com quem tirou a glândula por causa de um câncer na cabeça ou pescoço ou fez radioterapia na região e teve a glândula destruída. Mas esses casos são mais graves e a salivação está tão comprometida que a pessoa acaba tendo muitos problemas. Até para falar e engolir é complicado. Sem contar na situação dos dentes, que acabam sendo destruídos pela falta de saliva.

Então, a boa notícia é que na maioria dos casos há melhora. Mas é preciso ser persistente.

Há casos difíceis? Com certeza.

Nem todos as pessoas conseguem um bom resultado com essas dicas. Alguns têm que tomar remédio para corrigir a salivação. E muitas vezes manter o uso do remédio por meses.

Ou fazer outro tipo de estímulo, como o TENS (estimulação elétrica, feito por fisioterapeutas) ou o LASER (feito por alguns dentistas).

Se nesse momento da leitura você desconfia ou mesmo tem certeza que sua salivação está ruim, e que essa é a causa da "sua" halitose, recomendo que siga esses passos.

1. Siga as dicas desse capítulo: tome muita água, estimule sua salivação de forma natural e seja persistente. Faça isso todos os dias, por no mínimo 90 dias.

2. Caso não tenha um bom resultado, procure um dentista ou fisioterapeuta que possa te ajudar na sua cidade. O dentista com o LASER e o fisioterapeuta com o TENS. Converse com eles sobre a salivação e peça ajuda. Mas mantenha os cuidados naturais e seja persistente.

3. Se nada disso ajudar, procure um profissional com experiência em problemas salivares. Você provavelmente precisará tomar remédio para melhorar sua salivação.

Dependendo do país em que você mora, pode ser difícil você encontrar profissionais com experiência nesse tipo de tratamento. Mas o número de profissionais interessados no assunto tem aumentado ano após ano, e os pacientes têm se beneficiado com isso.

O mais importante é você se conscientizar que é sim possível resolver a má salivação. E conseguindo isso, você faz as pazes com sua boca. O gosto ruim e a sensação de que a boca não fica limpa desaparecem.

A saburra lingual diminui e fica mais fácil de limpar. E o mais importante, deixa de ter tantas bactérias produzindo mau cheiro, pois a saliva mantém a situação sob controle, equilibrada.

Geralmente os cáseos diminuem ou até mesmo desaparecem, pois a saliva mais "fininha" evita que se formem. A saliva "grossa", "grudenta" favorece demais a formação dos cáseos. Aumentar a saliva e torná-la mais fluida é o melhor que você pode fazer para diminuir os cáseos.

Caso você acredite que a salivação seja seu problema, siga todas as dicas desse capítulo. Se possível, releia novamente daqui a uma semana ou duas, para não se esquecer de coisas importantes que podem ser muito úteis no seu caso.

Nos próximos capítulos, vamos falar sobre saburra lingual e cáseos, duas condições que sofrem muita influência da má salivação.

Saburra lingual é aquela camada branca ou amarelada que se acumula sobre a língua.

Até certo ponto, é considerada normal. Sim, porque quase 100% das pessoas têm um pouco de saburra, geralmente lá no fundo.

Ou seja, aquela língua vermelha como um morango, não é tão comum como você imagina. Eu mesmo não tenho.

Outro fato importante que você já deve ter percebido, é que tem muita gente que não limpa a língua, nunca. E não tem mau hálito.

Então, por que quando você busca informações sobre mau hálito no *Google*, aparece um monte de imagens de língua branca, cheia de saburra? E todos os textos e vídeos de quem entende do assunto pedem para que você limpe a língua?

Vamos entender isso. Apesar da saburra lingual ser algo considerado normal, há duas informações muito importantes que você precisa saber.

1. Saburra lingual é formada por resíduos. Basicamente células mortas e bactérias. Falando de forma simples, é sujeira. E se forma mesmo que você não coma nada, pois resíduo de alimento é o que menos tem na saburra lingual. Claro que alguns alimentos também grudam na língua (derivados de leite e alguns alimentos pastosos, por exemplo), mas isso não é tão importante, pois a própria saliva acaba "lavando" a superfície e removendo esses resíduos. Mas a saburra fica lá.

Deixar essas células mortas apodrecendo na sua língua nunca é uma boa ideia.

A ciência já provou que a limpeza da língua pode <u>ajudar a evitar</u> tudo o que está nessa lista:

- Mau hálito
- Gosto ruim na boca
- Gastrite
- Diminuição do paladar
- Doença nas gengivas

E as doenças nas gengivas podem favorecer o surgimento de doenças no coração, pneumonias, aumento no açúcar no sangue, abortos, parto prematuro e ocorrência de natimortos (quando o bebê nasce sem vida).

Olha a quantidade de coisas ruins que você pode prevenir somente limpando sua língua. Esse é um hábito saudável que todos deveriam ter. Mas tem muita gente que não tem, e eles estão errados. Faça a coisa certa. Limpe sua língua 3 vezes por dia, após as escovações. Mesmo que isso não resolva seu mau hálito.

2. A saburra lingual pode gerar mau hálito. E isso é muito comum!

Lembra que expliquei que a saburra é formada por CÉLULAS MORTAS e BACTÉRIAS? As bactérias fazem essas células mortas apodrecerem em cima da sua língua. Todos os dias.

Isso acontece em todo mundo, sem exceção.

Mas geralmente é tão pouco que o a gente não sente o cheiro. Já ouviu falar que nosso olfato não é o melhor que existe, não é verdade? Talvez algum animal como o cachorro, que tem um olfato

MUITO MELHOR que o nosso perceba. Mas a maioria das pessoas não sente, apesar do odor estar lá.

Só que, em algumas situações, o cheiro aumenta. E aí conseguimos sentir. Isso é o mau hálito.

Acontece quando você dorme, por exemplo.

Você deixa de produzir saliva durante a noite. E como uma das funções da saliva é proteção contra as bactérias, elas ficam à vontade, fazendo com que essas células mortas apodreçam. E você acorda com mau hálito.

Até aí é normal, pois sua saliva também vai "acordar", você vai comer algo, escovar os dentes e o cheiro vai passar.

Se não passar, tem algo de errado.

Então, para entender melhor: saburra lingual não é sinônimo de mau hálito. Mas todos precisam limpar.

Quando a saburra é o problema?

É importante entender que às vezes a saburra AUMENTA ou fica MAIS ATIVA, com mais bactérias trabalhando e gerando mau cheiro.

Nesses casos, somente a limpeza não resolve o problema. Eu mesmo acredito que todos que chegaram ao ponto de comprar esse livro, já devem limpar a língua todos os dias.

Agora preste atenção pois vou descrever alguns motivos que fazem a saburra aumentar. Se você seguir as recomendações, a saburra pode diminuir e isso sempre é bom.

Má salivação. Quando a saliva diminui ou fica mais "grossa", a saburra aumenta e fica mais ativa. É uma das principais causas de aumento da saburra.

Gotejamento pós nasal. É quando forma excesso de muco na parte interna do nariz e essa secreção "escorre" para a garganta. E parte desse material fica parado sobre a língua, aumentando a saburra. Vou explicar melhor no capítulo em que falamos sobre gotejamento.

Excesso de células mortas. Isso acontece quando a "pele" da nossa boca descama muito. A descamação (como se a boca "descascasse") é algo natural, que acontece em todo mundo. Mas às vezes isso aumenta demais. E as células mortas que você não engolir, vão ficar paradas no meio do caminho. Na saburra ou nas amídalas, formando os cáseos.

O que pode aumentar a descamação da boca, gerando mais saburra?

- Má salivação
- Fumo (cigarro, maconha, narguilé etc.)
- Bebida alcoólica (principalmente destilados)
- Respirar pela boca
- Falta de vitamina D e A
- Alguns remédios (*Roacutam™ - isotretinoína*, remédio usado para acne, por exemplo)
- Aparelhos ortodônticos ou próteses com pontas que arranham ou machucam a boca
- Hábito de morder as bochechas
- Queimaduras bucais provocadas por calor ou produtos químicos)
- Enxaguantes bucais com ou sem álcool
- Algumas balas e pastilhas com gosto forte ou muito "refrescantes"
- Gengivite
- Algumas doenças

Se você se identificou com algum problema dessa lista, o primeiro passo é tentar evitar ou corrigir.

A única coisa dessa lista que às vezes é muito difícil de corrigir é a respiração pela boca. Principalmente em adultos. Elimine o que for possível. E o que não der, não se preocupe tanto. Lembre-se que seu organismo não precisa ser "perfeito" para você não ter mau hálito.

Um exemplo? Eu respiro pela boca. Para corrigir isso, deveria ter operado meu nariz na infância, mas mesmo assim não teria resolvido completamente o problema, pois os ossos da minha cabeça tem um formato que favorecem demais a respiração pela boca.

E apesar desse "defeito", eu não tenho mau hálito. Sinto um pouco de secura às vezes. Respirar pela boca faz a gente "gastar mais saliva", pois parte evapora quando o ar passa pela boca. É só hidratar bem e a vida segue, sem mau hálito.

A falta de vitamina A no organismo é rara. É muito fácil de conseguir isso na alimentação. Exemplos? Cenoura, fígado, gema de ovo, espinafre, manga etc.

A vitamina D é um pouco mais complicada, e muita gente têm uma deficiência leve e nem sabe. Principalmente porque não basta comer algo que tenha essa vitamina. É preciso tomar sol para que ela "funcione". E muita gente foge do sol atualmente, para evitar câncer de pele. Ela não é tão difícil de conseguir na alimentação: carnes, peixes (salmão e sardinha), frutos do mar (mariscos), leite, ovos, queijos e cogumelos são boas fontes desse nutriente.

Uma dica? Não precisa se estressar tanto com isso. Tenha uma alimentação balanceada, coma de tudo um pouco, inclusive frutas, peixes e legumes. Mas sem exageros. Não se esqueça de tomar um pouco de sol no horário adequado (começo da manhã e final da tarde), sem protetor solar, pelo menos duas vezes por semana. Meia hora é suficiente.

E caso ainda tenha suspeita ou esteja preocupado com isso, um exame de sangue pedido pelo médico mostra se está tudo normal com suas vitaminas.

Algumas doenças também podem aumentar a descamação. Mas geralmente são doenças graves, que oferecem risco à vida. E nesses casos o mau hálito é um detalhe. Se você tem mau hálito faz muito tempo e tem alguma dessas doenças, com certeza já sabe.

Como remover a saburra lingual?

A melhor maneira de remover a saburra, sem dúvida, é com um limpador de língua.

Antigamente era difícil de achar. Hoje você encontra vários modelos diferentes em qualquer farmácia. E qual o melhor modelo? Depende.

Se sua língua é mais lisa (a da maioria das pessoas é assim), um "raspador" de língua (que não tem cerdas) com certeza é a melhor opção. Eles limpam bem e não provocam muita ânsia.

Caso sua língua seja muito sensível ou tenha muitas papilas grandes (muitas "bolinhas" sobre a língua) ou mesmo fissuras (cortes), um limpador com cerdas pode ser útil.

É questão de experimentar e sentir qual o melhor para você.

E a escova de dentes? Essa não limpa. Mesmo as que vêm com um limpador na parte de trás. Esquece, não funciona.

E naqueles casos em que a pessoas mesmo seguindo todas as instruções desse livro, ainda acumulam muita saburra?

Para esses casos, existem sprays que tem a função de soltar a saburra, facilitando a limpeza.

E também existem enxaguantes bucais específicos para saburra. Os mais efetivos são os que têm efeito oxidante, tendo como princípio ativo o *peróxido de hidrogênio, o perborato de sódio e o dióxido de cloro*. Funcionam, mas o ideal é que você não precise ficar usando isso a vida inteira, concorda?

Se a grana anda curta ou você não tem acesso a nenhum enxaguante com os princípios ativos citados acima, uma receita caseira simples pode ajudar, usando água oxigenada 10 volumes, que você encontra em qualquer farmácia e é muito barato.

É só diluir uma parte de água oxigenada em uma parte de água e fazer bochecho e gargarejo por um minuto, cuspindo a espuma que forma após o uso. O gosto não é muito bom, mas recomendo que você não lave a boca e nem coma nada por meia hora. Isso acaba eliminando temporariamente muitas bactérias que provocam mau hálito. E provavelmente é o enxaguante bucal mais barato do mundo. Não é o melhor nem mesmo o mais eficaz. Mas ajuda em alguns casos.

IMPORTANTE: limpe sua língua após as escovações, 3 VEZES AO DIA. Você vai perceber que nem sempre a quantidade de saburra é a mesma. E isso é normal. Pode usar os enxaguantes que citei após escovar, todas as vezes. Melhor excesso do que falta de cuidado.

E lembre-se: a saburra nunca vai desaparecer totalmente. Pessoas normais e saudáveis também têm saburra lingual.

Os cáseos (cáseos amigdalianos ou caseum) são massinhas com cheiro muito desagradável. Eles se acumulam nas amídalas, em "furinhos" que chamamos de criptas.

Todos nós temos amídalas. Ou deveríamos ter.

Nascemos com elas. Uma de cada lado, na garganta.

Abrindo a boca na frente do espelho, dependendo do tamanho e da localização, você vai conseguir ver suas amídalas.

É comum as pessoas retirarem as amídalas através de cirurgia, principalmente na infância, quando se têm muitas infecções de garganta ou dificuldades respiratórias (quando a amídala é muito grande).

Se você tem cáseos, é porque suas amídalas estão aí na sua garganta, pois esse material não se acumula em outros lugares.

Teoricamente, todos que têm amídalas com criptas podem acumular cáseos. E desde que isso aconteça raramente, não há problema. Você não é obrigado a gostar, mas isso pode acontecer.

Você sente a garganta "arranhando", vai olhar no espelho e percebe que tem algo parado na amídala. Ou sente um gosto ruim na boca e percebe que eliminou esse material. E às vezes engole sem nem mesmo perceber.

Outros ficam com esse material escondido por tanto tempo nesses furinhos que acabam calcificando, virando pedras que se chamam *tonsilolitos*. Só aparecem em radiografias e são inofensivos.

Do que os cáseos são formados?

Essas massas são formadas pelo mesmo material que a saburra lingual. Células mortas (células descamadas) e bactérias. Tudo bem grudado com uma saliva grossa ou muco (catarro). Basicamente é isso.

Se você olhar no microscópio, vai encontrar outras coisas também, como resíduos de alimentos. Mas o principal são as células mortas e bactérias.

Muitas pessoas se preocupam com determinados alimentos, evitando comer algo que supostamente "gruda nas amídalas", favorecendo o surgimento dos cáseos.

Na minha experiência de 15 anos tratando de cáseos, nunca vi a relação direta com a alimentação. Seria até mais fácil se isso fosse verdade. Só parar de comer determinado alimento e pronto, tudo estaria resolvido.

Agora que você sabe que os cáseos são formados pelo mesmo material que a saburra, é certo pensar que tudo o que aumenta a saburra também aumenta os cáseos? Exatamente. E o tratamento é praticamente o mesmo, com poucas variações.

Importância dos cáseos na halitose

Cáseos provocam menos mau hálito do que se imagina.

Sei que isso é difícil de acreditar, pois se você já eliminou um cáseo alguma vez na vida e teve a curiosidade de apertar e sentir o cheiro, vai achar que eu estou falando uma grande bobagem.

Calma, vou explicar.

Para algo provocar mau hálito, não basta ter mau cheiro. É preciso que esse cheiro se espalhe facilmente, como se ele "evaporasse fácil". E que isso esteja bem no caminho da passagem do ar durante nossa fala (ou respiração).

A saburra lingual por exemplo. Ela fica como um tapete estendido sobre a língua, bem no caminho do ar que soltamos durante a fala. E ela pode liberar muito cheiro em algumas circunstâncias, como se estivesse "evaporando" esse cheiro.

Já os cáseos não soltam tanto cheiro. Isso acontece mais quando você aperta.

E eles ficam escondidos dentro dos furinhos das amídalas, onde o ar não passa. Só existe contato entre o ar e os cáseos na parte que está pra fora dos furinhos, que geralmente é pequena. Se for grande, acaba saindo.

Claro que existem casos extremos, onde se formam muitos cáseos e o mau hálito aparece. Mas isso é raro, muito raro.

Mas a verdade absoluta sobre os cáseos é a seguinte: todos que têm cáseos, ODEIAM. O motivo? É nojento, e ponto final.

Então, apesar de pouca chance disso provocar mau hálito em você, com certeza sua vida fica muito melhor sem isso, concorda?

E é natural que eles te deixem inseguro em relação ao hálito. Isso é normal, compreensível.

Condições que aumentam o acúmulo de cáseos

Além de tudo aquilo que aumenta a saburra lingual, vale destacar duas condições que podem favorecer o aparecimento dos cáseos.

1. Refluxo. Uma doença do sistema digestório (digestivo) que faz parte do conteúdo do estômago voltar. Isso aumenta a produção de muco (aquele "catarro" transparente que protege a

mucosa), facilitando que algo grude nas amídalas. Se você tem refluxo, procure um médico gastroenterologista e trate.

2. Gotejamento pós nasal: resumindo, é quando forma muito muco na parte interna do nariz. E isso acaba escorrendo para a garganta. E esse material pode favorecer que células mortas grudem nas suas amídalas. No próximo capítulo falaremos exclusivamente de gotejamento.

IMPORTANTE: de tudo o que falamos em relação à saburra (e vale para os cáseos), nada é mais relevante do que a salivação. Se você acumula cáseos, volte ao capítulo que fala de saliva e siga as recomendações para melhorar a salivação.

O que fazer?

1. A primeira providência é cuidar da salivação.

2. A segunda é fazer uma boa limpeza da língua, 3 vezes ao dia. A língua é vizinha muito próxima das amídalas, e muitas vezes existe contato entre uma e outra, favorecendo com que se formem os cáseos, caso haja saburra.

3. Gargarejos podem ajudar. Existem produtos específicos pra isso, sendo os mais indicados atualmente feitos à base de *peróxido de hidrogênio* e *perborato de sódio*. E nesses casos você deverá usar por pelo menos um minuto, 3 vezes ao dia.

Uma opção barata que pode ser útil é gargarejo com água morna e um pouco de sal. Só não pode ser usado por quem tem pressão alta. Ou a solução feita com água oxigenada diluída, que já citei nos capítulos anteriores.

Evite usar bicarbonato de sódio. Ele tem pH alcalino, algo que facilita a ação de bactérias que provocam mau hálito.

4. Não recomendo que você fique cutucando suas amídalas para remover os cáseos. Muita gente faz isso com o dedo, cotonetes, cabo da escova de dentes etc. Além de desagradável, pode machucar ou provocar algum acidente, caso você engula ou aspire algum objeto. Evite, é melhor.

5. Se estiver num local muito visível, você pode pedir para seu dentista aspirar o cáseo, com aquele aparelhinho usado para sugar a saliva. Já fiz isso algumas vezes, sai muito fácil. Alguns lavam as amídalas com seringas, mas eu considero complicado fazer isso pois é muito fácil engasgar. Lembre-se que as amídalas ficam na garganta e ficar jogando água ou soro fisiológico nessa região não é agradável.

Considerações finais sobre os cáseos

Ninguém gosta de ter cáseos. Eles incomodam, têm cheiro horrível e acabam gerando muita insegurança.

Mas o quanto eles vão impactar na sua vida depende muito de como você encara o problema.

Seja prático e direto. Se está com cáseos e tem dúvidas se está com mau hálito ou não, PERGUNTE para alguém da sua intimidade.

Quando o assunto é mau hálito o melhor a fazer é sempre enfrentar o problema de frente. Ficar calado, sofrendo, achando que aquilo está deixando o seu hálito horrível, é o pior que você pode fazer.

Claro que há casos em que eles pioram o hálito. Mas isso é menos comum.

Há casos em que é preciso cirurgia? Sim. Mas é a minoria. E sempre como última opção. Cirurgia só quando o resto não deu certo.

Por outro lado, mesmo que você esteja com o hálito normal, não deixe de seguir as instruções desse capítulo. É possível deixar de acumular cáseos. Principalmente se você descobrir a causa, o motivo pelo qual eles estão se acumulando.

Falando em cirurgia, além da técnica tradicional (amigdalectomia ou tonsilectomia) em que praticamente toda a amídala é retirada cirurgicamente, existe uma outra técnica chamada *criptólise*. Essa consiste na utilização de laser para diminuir o tamanho dos "furinhos" onde se acumulam os cáseos. Apesar desse procedimento ser menos invasivo (feito no consultório), vejo poucos médicos indicando esse procedimento aos pacientes.

Se mesmo seguindo todas as orientações desse livro você ainda continuar com cáseos, vale uma conversa com um otorrinolaringologista. Um médico experiente vai te orientar sobre a melhor conduta no seu caso. Mas nunca pense em cirurgia como primeira opção. Toda semana eu atendo no mínimo um paciente com mau hálito que já retirou as amídalas achando que essa seria a solução. Não cometa o mesmo erro.

Apesar do nome ser complicado, é fácil de entender.

Na parte interna do nosso nariz, formamos uma secreção chamada muco.

O muco tem várias funções no nosso organismo. Protege e hidrata, por exemplo.

Mas existem condições em que essa secreção pode aumentar muito.

Quando você está gripado, por exemplo. Tem que assoar o nariz toda hora, pois está acumulando muito muco. E como há infecção, a cor desse muco, que normalmente é transparente, muda. E vira aquele catarro amarelo, verde ou amarronzado.

Mas um leve aumento dessa secreção pode acontecer mesmo quando estamos saudáveis. E o excesso dessa secreção, ao invés de escorrer pelo nariz, acaba escorrendo lá para a garganta, pela parte de trás (pós nasal).

E isso inclui a língua, onde esse material pode apodrecer, por conta das bactérias da boca.

Acho que agora você entendeu o nome: Gotejamento Pós Nasal (GPN).

O que sente quem tem GPN?

A sensação mais comum é de que tem um "bolo parado na garganta". Algo que "não sobe nem desce". E a pessoa vai ao banheiro para tentar escarrar aquilo e o máximo que sai é um catarrinho transparente, normal.

Algumas pessoas sentem "escorrer" essa secreção lá no fundo, do nariz para a garganta.

De maneira geral, tudo o que possa irritar a mucosa pode aumentar a secreção de muco. E o excesso vai escorrer lá para a garganta ou se acumular na língua.

- Rinite
- Sinusite
- Poeira
- Poluição
- Tudo o que posso dar alergia: cobertores e travesseiros velhos, carpete, bichos de pelúcia, produtos químicos irritantes, com cheiro forte etc.

Também é importante dizer que muitas pessoas saudáveis e que não estão expostas a nada disso também formam muito muco. E sofrem com o problema.

Gotejamento provoca mau hálito?

Pode provocar, e o cheiro não se forma na garganta, como muita gente acredita.

Isso só vai acontecer se você estiver com sua imunidade muito baixa. É raro.

Na prática, o muco (que é proteico) acaba virando "alimento" para as bactérias da saburra lingual. É mais material para as bactérias crescerem e usarem como fonte de energia. Se você tiver muita saliva para fazer uma "limpeza natural" na sua língua, não haverá problema. Mas nem sempre a saliva é tão boa para evitar a ação das bactérias.

Essa é uma causa de mau hálito muito comum em crianças, principalmente nos mais alérgicos. Mas ocorre em adultos também.

O que fazer?

1. O primeiro passo é evitar tudo o que possa aumentar o muco. Tudo o que pode provocar irritação nasal ou dar alergia.

Trocar o travesseiro, abandonar aquele cobertor velho e doar o bichinho de pelúcia. Ou manter tudo isso longe de você.

2. O segundo passo é criar o hábito de lavar o nariz com soro fisiológico, três vezes por dia, todos os dias.

Isso remove as substâncias que fazem o muco aumentar. Soro é muito barato e vende em qualquer farmácia. Para lavar o nariz, é melhor usar um frasco conta gotas. Encha o conta gotas até a metade e aplique no nariz, ao mesmo tempo em que respira (tampe o lado oposto). Faça isso nos dois lados.

3. O terceiro passo é tomar muita água. No mínimo dois litros por dia.

Isso deixa esse secreção mais fluida, menos pegajosa. E também melhora a saliva, que ajuda na limpeza natural da língua.

Gengivite é a inflamação das gengivas.

E para entender por que a gengiva fica inflamada primeiro você precisa saber o que é placa bacteriana.

Placa bacteriana é uma "massinha" que se forma nos seus dentes, mesmo que você não coma nada.

Faça um teste. Raspe um dente lá do fundo com a unha. Provavelmente sairá uma massinha branca ou amarela. Isso é placa bacteriana.

Se você não escovar bem os seus dentes, removendo toda a placa, ela vai causar danos na sua boca.

Pode gerar ácidos que literalmente "furam" os seus dentes, gerando cáries.

E irritam as gengivas, provocando uma inflamação. Isso é gengivite.

A gengiva fica mais vermelha, inchada e meio dolorida. E sangra fácil.

Sangra quando você passa o fio dental e escova os dentes. E às vezes sangra sozinha, nem precisa fazer nada.

E esse sangue vira alimento para bactérias, deixando o hálito com cheiro horrível.

A gengivite também provoca aumento da saburra lingual, pois a gengiva descama multo, para tentar se livrar dessas bactérias.

Uma curiosidade: a placa bacteriana tem cheiro ruim. E todos nós temos pelo menos um pouco de placa nos dentes, em algum momento do dia.

E ela provoca mau cheiro? Normalmente não, pois não "evapora" tanto esse odor. Senão todo mundo teria mau hálito.

IMPORTANTE: a gengivite é o primeiro estágio de uma doença chamada Doença Periodontal. Gengivite tem cura, mas se não for curada no início, evolui para o próximo estágio, que é a <u>Periodontite</u>. Essa doença não tem cura, e com o tempo vai destruindo os tecidos que ficam ao redor do seu dente. O resultado final? Perda dos dentes. Então, se a sua gengiva sangra, siga as orientações que vou dar daqui pra frente. E se não resolver, consulte dentista.

O que fazer?

1. Capriche na escovação, principalmente onde você percebe que tem mais sangramento. Fio dental, escova macia e paciência, pelo menos 3 vezes por dia, após as refeições. Escove bem, sem pressa, principalmente onde está sensível ou sangrando. Em cerca de 10 dias, a gengivite passa.

2. Limpe sua língua usando um raspador, toda vez que escovar os dentes. Não limpar a língua é como deixar um tapete sujo no meio da sala.

3. Se em dez ou quinze dias de bastante cuidado o sangramento não desaparecer, procure seu dentista. Pode ser que a placa bacteriana tenha calcificado, virando tártaro. E tártaro não sai com a escovação. Só o dentista consegue remover.

4. Tome muita água. Isso mantém a saliva fluida e facilita a limpeza natural da boca, eliminando bactérias e células mortas

5. Alguns enxaguantes bucais podem ser úteis para ajudar no tratamento da gengivite, principalmente os que têm *clorexidina*. Mas eles não podem ser usados por mais de 21 dias. Consulte seu dentista antes de usar, assim você não joga dinheiro fora e não prejudica sua saúde.

Outra opção é usar água oxigenada 10 volumes diluída em água, como expliquei no capítulo sobre saburra lingual. É só diluir em água (1 parte de água e 1 parte de água oxigenada) e fazer bochecho e gargarejo por um minuto. Cuspa a espuma e não lave a boca nem coma nada por meia hora.

Gosto amargo, podre, azedo, metálico ou salgado. Esses são os mais comuns.

Ou mesmo um gosto ruim, que a pessoa não sabe definir.

Gosto ruim na boca não é a mesma coisa que mau hálito.

É fundamental que todos que estão lendo esse livro entendam isso.

É possível sentir um gosto horrível na boca (amargo ou podre, por exemplo) e não ter mau hálito.

E o contrário também é verdade. Muitas pessoas têm hálito muito ruim e não sentem gosto ruim na boca.

A presença de gosto ruim na boca, sem você ter comido nada com esse gosto é um problema no paladar, chamado *disgeusia*.

E é algo muito comum em quem tem mau hálito, por dois motivos.

1. Uma das causas mais comuns de mau hálito é a má salivação. E a má salivação também provoca gosto ruim na boca.

2. Todo mundo que sente gosto ruim na boca acredita que está com mau hálito. E pode ser que não esteja.

Mas afinal, por que todos que sentem gosto ruim na boca acreditam que estão com mau hálito?

A explicação é simples.

Sempre associamos cheiro bom com gosto bom.

Pense numa comida que você gosta. Além do gosto, com certeza você também gosta do cheiro dessa comida.

Então, por que você vai achar que sua boca está cheirosa, se ela estiver com gosto ruim?

Fácil de compreender, não é mesmo?

Apesar do gosto ruim na boca não ser um "sinônimo" de mau hálito, ele provoca muita insegurança.

Ninguém sentindo um gosto podre vai falar de perto com alguém. Mesmo que garantam para você que sua boca está com cheiro normal.

Então, para se sentir seguro, é fundamental que deixe de sentir gosto ruim. Simples assim.

Também há casos em que a pessoa sente um *cheiro ruim*. Mesmo quando não existe nenhum odor. Você sente o cheiro, mas quando pergunta para alguém da sua intimidade ela te garante que não está sentindo nada. Essa é uma condição chamada de *disosmia,* um problema no olfato. Também pode ser provocada por várias causas diferentes, inclusive por algumas condições que provocam a *disgeusia*. Lembre-se que nosso olfato e paladar trabalham juntos. Então o que afeta um sentido, pode afetar o outro também.

O mais importante é entender que *disgeusia* e *disosmia* existem. Que não é algo "da sua cabeça" ou uma evidência de que as pessoas estão mentindo para você. E não são sinônimos de halitose.

Lembre-se: o fato de você estar sentindo um cheiro ou gosto ruim não significa que outros também estejam sentindo.

O que provoca gosto ruim na boca?

- Má salivação
- Muita saburra lingual

- Cáseos
- Efeito colateral de alguns remédios
- Algumas doenças (refluxo, hérnia de hiato, gastrite, esofagite, gengivite, periodontite, cáries, infecções bucais, amigdalite, sinusite, depressão, diabetes etc.).
- Fome e sede
- Falta de alguns nutrientes
- Stress e ansiedade excessivos
- Problemas neurológicos (mais raro)

O que fazer?

1. O primeiro passo é cuidar da saliva, pois má salivação é a causa mais comum de disgeusia em pessoas saudáveis.

2. Limpar a língua é fundamental. O excesso de saburra pode dar a sensação de gosto ruim na boca. Limpe com um raspador, 3 vezes por dia.

3. Se você toma algum remédio que provoca esse efeito colateral, converse com seu médico se é possível trocar por outro medicamento que não tenha esse efeito negativo.

4. Se você tem alguma doença que provoca gosto ruim, procure tratamento.

5. Tome muita água, pois isso pode melhorar a salivação. Adicionar algumas gotas de limão na água é uma forma de

estimular a salivação de forma natural e pode ser muito útil para combater a disgeusia.

Se mesmo seguindo todas essas dicas você continua sentindo gosto ruim, procure ajuda especializada. Muitas vezes é preciso tomar remédios para resolver o problema. E o remédio que é preciso tomar, vai depender da causa. Mas o índice de sucesso na solução desse problema é bem alto atualmente. E muitos casos podem ser resolvidos com essas dicas. Seja persistente.

Se você que está lendo esse livro sofre com halitose faz muito tempo, já percebeu isso. O mau hálito mudou seu jeito de ser. Para pior.

Quando a pessoa tem halitose e <u>é consciente disso</u>, acaba ficando mais fechada, menos à vontade quando está em contato com as outros. É como se aquela pessoa espontânea que você era antigamente estivesse parcialmente presa, sem a liberdade total que tinha antes.

E o motivo é simples.

A halitose tem um lado muito cruel. Nunca conseguimos saber COM CERTEZA como está nosso hálito. E essa incerteza acaba gerando insegurança, pois a possibilidade de alguém perceber mau cheiro quando você fala é terrível. Gera vergonha, tristeza e baixa autoestima. E um desespero para encontrar a solução e ficar livre definitivamente disso tudo.

Na dúvida, você evita falar de perto. Às vezes evita até falar.

E na medida em que o tempo vai passando, alguns comportamentos vão surgindo e você nem percebe.

Não vou fazer uma lista com todos os comportamentos. Só citar alguns exemplos, para que você se CONSCIENTIZE que O MAU HÁLITO MUDOU VOCÊ, pois esse é o primeiro passo para ficar livre do problema de forma definitiva, que será o assunto do próximo capítulo.

<u>Mudanças no comportamento:</u>

- Evita falar de perto
- Não fala olhando nos olhos, desvia o olhar para o hálito não ir direto ao rosto da pessoa
- Chupa mais balas e chicletes
- Testa vários tipos de enxaguantes bucais
- Pesquisa sobre o assunto escondido na internet
- Escova os dentes várias vezes ao dia, mesmo sem ter comido nada. E esse exagero pode até gerar desgaste nos dentes ou mesmo retração nas gengivas
- Evita falar em alguns momentos
- Evita conversar em locais fechados, como carro, elevador etc.
- Fala muito baixo ou mesmo "para dentro", para que o hálito não chegue até a pessoa com quem você conversa
- Evita frequentar locais onde possa ter muita gente perto (festas e shows, por exemplo)
- Come várias vezes ao longo do dia, para disfarçar o hálito
- Julga o hálito pela reação das pessoas. Fica de olho se alguém coça o nariz, vira o rosto, se afasta, oferece uma bala etc.

Claro que nem todos apresentam todas essas mudanças no comportamento.

As pessoas são diferentes, e reagem de forma diferente frente aos problemas.

Mas nada que está nessa lista é positivo, bom para a sua vida.

E com certeza ela era melhor, mais leve quando você não convivia com a halitose.

Também existem pessoas muito "desencanadas" que praticamente não sofrem com o problema. Mas elas são a exceção. É raro não se importar com o hálito.

Infelizmente, halitose e sofrimento são palavras que geralmente andam juntas.

E o principal objetivo desse livro é fazer você ficar livre disso.

Quanto mais tempo você ficar com mau hálito, pior. O sofrimento vai aumentando e o comportamento vai ficando cada vez mais alterado. E dá mais trabalho para tudo voltar a ser como era antes.

Esteja consciente disso.

Mas também pense que muita gente já se livrou desse problema.

E eu quero muito que você seja o próximo.

Primeiro vamos definir o que significa "eliminar a halitose".

Na minha opinião, eliminar a halitose não é apenas deixar alguém com a boca cheirosa, com hálito normal.

Posso afirmar aqui, com toda a experiência que eu tenho no assunto, que essa é a parte fácil.

É o primeiro passo. E esse tem que ser dado na direção certa. Não podemos abrir mão disso.

Em relação ao cheiro, os capítulos anteriores estão bem claros. No final de cada um deles sempre tem uma parte prática.

Mas não é só isso. Temos outros dois passos importantes no caminho para a liberdade.

O segundo passo se resume à palavra CONFORTO.

E para você entender isso vou dar um exemplo.

Vamos imaginar que você esteja com mau hálito, mas também sente um gosto muito ruim na boca. E que alguém da sua intimidade, da sua família está reclamando. Seu irmão, por exemplo. Reclama todo dia que você está com hálito ruim.

Bem, você já leu nesse livro que mau hálito (halitose) e gosto ruim na boca (disgeusia) são coisas diferentes, certo?

Seguimos com nosso exemplo. Você está com mau hálito e gosto ruim na boca. Duas coisas diferentes. Então você vai ao dentista, ele descobre que você tem um problema na gengiva, trata e o mau hálito desaparece. E você tem certeza disso, pois está perguntando sempre para seu irmão e ele garante pra você que sumiu o mau cheiro.

Ótimo. Mas você ainda sente um gosto ruim na boca. E isso te deixa DESCONFORTÁVEL. E esse desconforto te deixa INSEGURO. Você não está com mau hálito mais, mas continua sofrendo, como se estivesse. Entendeu a importância do bem estar, do conforto?

Ninguém vai falar de perto com a boca amarga ou com outro desconforto. Por isso é fundamental se sentir bem.

E os capítulos sobre saliva e gosto ruim na boca são bem diretos. Ao longo de cada capítulo, tem dicas úteis do que fazer na prática.

E agora vamos para o terceiro e último passo no sentido da liberdade: SEGURANÇA. Você não quer apenas estar com hálito bom. E sem nenhum desconforto, nenhum mal estar.

Você precisa ter certeza de que seu hálito está bom, para viver isso no seu dia a dia. Falar de perto, conversar com as pessoas livremente, sem se preocupar se alguém vai sentir algum cheiro, coçar o nariz ou oferecer uma bala. Conversar, abraçar, beijar e rir, livre.

E acredite, esse é o objetivo mais difícil de ser alcançado. Mas é possível. Várias pessoas já conseguiram. E esse capítulo é muito especial, pois de nada adianta seguir tudo o que foi recomendado até agora nos capítulos anteriores se você não seguir o que vou escrever daqui pra frente.

Se não levar as próximas linhas à sério, pode ser até que você fique com o hálito bom e se sinta confortável. Mas se sentir seguro e livre do problema é outra história.

O que fazer e o que NÃO fazer

A primeira atitude é se conscientizar de que você é a PIOR PESSOA DO MUNDO PARA JULGAR O PRÓPRIO HÁLITO. Seja humilde, aceite isso. Nem eu consigo saber como está meu hálito.

Nem eu nem ninguém. Não temos "equipamento" para isso. Assim como não conseguimos ver os raios ultravioleta do sol, as ondas de rádio ou os raios x quando fazemos um exame, também não conseguimos sentir com precisão o nosso próprio hálito. Não quero dizer que você não sente nada. Mas vou chamar o que <u>você sente</u> de desconforto, não de hálito. Mesmo que você tenha a nítida percepção de um cheiro ruim. Esquece. Para saber do seu hálito, você vai precisar ser humilde e perguntar para alguém. Nem sempre é fácil. Mas é necessário.

A segunda atitude fundamental é PARAR DE JULGAR SEU HÁLITO PELA REAÇÃO DAS PESSOAS. Quase todos os portadores de halitose fazem isso. É terrivelmente errado. Você já está preocupado e inseguro com seu hálito. Então, vai interpretar qualquer sinal de alguém como um "toque". Se a pessoa coçar o nariz, você nunca vai achar que ela está com coceira. Vai achar que ela sentiu o mau cheiro, se incomodou e reagiu a isso.

E o mesmo vai acontecer se alguém se afastar quando você fala, oferecer uma bala, um chicletes etc. Evite agir dessa maneira, mesmo que tenha certeza que SÓ FAZEM ISSO QUANDO VOCÊ FALA. Com os outros, não.

Eu tive uma paciente que um dia chegou no consultório dizendo que passou a maior vergonha por causa do mau hálito. Foi quando ela foi visitar uma amiga no hospital que tinha acabado de ter um filho. Ao pegar a criança recém nascida no colo, ela espirrou. E para ela, o espirro da criança com certeza foi uma reação provocada pelo seu mau hálito. E ela se sentiu muito envergonhada e triste por causa disso.

Agora eu te pergunto, qual a possibilidade disso ser verdade? Acho que até existe, mas é muito, muito pequena. Sei disso pois passei os últimos 15 anos sentindo mau cheiro vindo da boca das pessoas. Quase todos os dias. E nunca senti coceira no nariz. Muito menos vontade de espirrar. Isso não existe.

Dei um exemplo tão gritante como esse só para você entender até onde o problema pode ir, o quanto pode afetar a vida e os relacionamentos.

Muitas pessoas já foram parar no psiquiatra por agir assim. Não seja o próximo.

E muitos estão sofrendo por conta disso, mesmo sem ter mau hálito mais.

O melhor a fazer? Vou listar abaixo.

10 Passos para a liberdade

1. Converse com uma ou duas pessoas da sua família sobre o assunto. Diga o quanto isso te incomoda. Explique o que você sente e peça ajuda.

2. Peça para "ficarem de olho" no seu hálito. Não precisa ficar assoprando na cara de ninguém, perguntando como está naquela hora. Hálito se percebe pela convivência.

3. Uma ou duas vezes por semana, pergunte para cada uma dessas pessoas se eles sentiram alguma vez. Se afirmarem que não, peça para continuarem alertas, que isso é importante para você e que precisa da verdade. Continue perguntando sempre, toda semana. Mesmo que digam que já cansaram de dizer que não sentem e que isso "é coisa da sua cabeça". Você terá que ouvir mil vezes que está normal para poder acreditar.

4. Nunca, em hipótese alguma, julgue seu hálito pela reação dos outros. Sempre que se pegar fazendo isso, afaste esse pensamento imediatamente. Não deixe isso dominar sua mente, senão tudo vai dar errado, mesmo que seu hálito fique normal.

5. Comemore as coisas positivas. Se parou de sentir o gosto ruim, comemore, fique feliz. Se alguém da família disse que não sente mais o mau cheiro, não fique em dúvida pensando "Será que ele está falando a verdade?". Ao invés disso, comemore. Seja grato por isso. Dê maior valor para as coisas positivas. Isso pode te ajudar em vários aspectos da sua vida.

6. Se for usar algum produto (enxaguante bucal por exemplo), remédio ou mesmo fazer algum tipo de tratamento, sempre avise sua família e peça para prestarem atenção no seu hálito no dia a dia. Muitas pessoas usam bons produtos para o hálito. Mas como não perguntam para ninguém se está fazendo um bom efeito, desistem. Ou fazem tratamentos que provocam melhora, mas como não envolvem a família acabam frustrados. Lembre-se de que você não é a pessoa ideal para julgar o hálito.

7. Mau hálito é normal, em alguns momentos. Você vai continuar a acordar com mau hálito. E isso também vai acontecer quando você ficar doente, comer algo com cheiro intenso ou tomar bebida alcoólica, por exemplo. Mas passa.

8. Quando alguém da sua família reclamar do seu hálito, pare o que está fazendo e pergunte: "Você percebeu só agora ou meu hálito está sempre ruim". Se a resposta for "Só agora", relaxe. Qualquer um tem mau hálito de vez em quando, inclusive eu.

Ninguém é perfeito, e você também tem o direito de eventualmente não estar 100%.

9. Seja ousado. Se sua família ou amigos disserem que seu hálito está normal, mude sua maneira de agir. Só você pode fazer isso. Arrisque. Fale de perto, converse olhando nos olhos, como se estivesse desafiando o problema. Não basta querer mudar. Tem que colocar isso em prática, deixar aquela pessoa fechada para trás e dar a liberdade para você mesmo.

10. Comece sua jornada contra a halitose com a certeza de que vai vencer. Aconteça o que acontecer, olhe no espelho e afirme que vai fazer tudo o que for possível para ficar livre disso, e que VAI VENCER! Pois ninguém ganha um jogo pensando o tempo todo que vai perder. Nunca pense coisas do tipo "Vou tentar isso mas tenho certeza de que não vai dar certo". Nada muda se você não mudar primeiro.

Se você chegou até esse ponto da leitura e seguiu todas as minhas orientações, chegou o momento de reavaliar seu caso.

Como você está? Com certeza algumas das possibilidades abaixo resumem bem o sua condição atual.

> 1. *Meu hálito está melhor. Minha família diz que está normal, que não percebem mais. Estou confortável, me sentindo bem e evoluindo gradualmente em relação à segurança.*

Se esse é o seu caso, você só precisa de tempo para esquecer completamente o problema. Continue alerta. Não permite de forma alguma que o pessimismo ou qualquer problema faça você voltar a se preocupar com o hálito. E continue perguntando para sua família. Sempre. Gradualmente o problema vai diminuir na sua vida, até desaparecer.

> 2. *Meu hálito está melhor. Minha família diz que está normal. Mas ainda me sinto desconfortável. Minha boca parece que não fica limpa, sinto gosto ruim. E isso me deixa inseguro.*

Seu hálito melhorou. Lembra que comentei que essa era a parte fácil?

Mas, se algo ainda deixa sua boca incomodando (e isso gera insegurança, claro), provavelmente você precisa de ajuda profissional, talvez para prescrever alguma medicação ou tratamento mais intenso, pois a indicação feita no livro foi insuficiente para resolver o seu problema.

Mas a essa altura você conhece muito melhor o seu problema, sabe qual o caminho a seguir, pois sabe o que há de errado no seu organismo.

Não desanime, afinal, <u>seu hálito está normal</u>. Mas continue perseguindo o seu completo bem estar, procurando ajuda especializada ou mesmo seguindo as dicas desse livro de forma mais intensa. E apesar do desconforto, evite atitudes negativas. Comemore o fato do seu hálito estar melhor. E não valorize tanto a parte ruim.

Afinal, só você sente, os outros não. E isso já é um ganho muito grande.

> 3. *Meu hálito está melhor. Minha família diz que está normal. Também estou confortável, parei de sentir minha boca incomodando. Mas me sinto muito inseguro, não consigo acreditar no que minha família diz e ainda sofro com o problema.*

Parece que tudo deu certo. Mas você não consegue reagir.

Já ouvi isso muitas vezes dos pacientes. O lado racional deles diz que deu certo, que o mau hálito não existe mais. Eles acreditam no resultado. Mas na hora de colocar em prática, não vai. De jeito nenhum.

A pessoa trava e fica com medo de falar.

O primeiro passo num caso desse é admitir essa fraqueza. Aceitar que o problema te traumatizou. E se conscientizar de que vai precisar de muita força de vontade para virar essa página definitivamente.

Você pode tentar sozinho, com atitude e perseverança.

Ou pode precisar de ajuda especializada. Terapia com psicólogo. Ou mesmo ajuda psiquiátrica.

Deixe o preconceito de lado. O que não vale é continuar sofrendo, principalmente se o mau hálito não existe mais.

> 4. *Continuo com mau hálito. Minha família disse que houve melhora, mas que ainda percebem. E o problema infelizmente ainda é grande na minha vida.*

Isso pode acontecer. Mas é raro.

E a explicação reside no fato de que a halitose pode ser provocada por muitas causas diferentes. Nesse livro, abordamos as mais comuns, que representam pelo menos 99% de todos os casos que já atendi até hoje.

Se o seu caso é esse, precisa de ajuda de um especialista em halitose, para fechar um diagnóstico definitivo sobre seu problema. Há poucos, mas eles existem. E podem te ajudar, fazendo uma halitometria, por exemplo. Esse exame vai dizer de onde vem o cheiro, se o odor se forma na boca, na garganta, na cavidade nasal ou mesmo nos pulmões.

Lembre-se que podem existir casos difíceis. Mas normalmente existe solução.

> 5. *Tenho certeza que estou com mau hálito, apesar de não ter perguntado para ninguém.*

Esse é o único erro que você não pode cometer. Como já disse em outros momentos nesse livro, somos incapazes de julgar o próprio hálito. Continuar agindo dessa forma não vai resolver seu problema e muito provavelmente vai te trazer mais sofrimento. A halitose é um inimigo poderoso, mas não invencível. Mas, para termos êxito, precisamos agir do modo certo. E, se você não envolveu sua família, a vitória pode até vir, mas é mais difícil.

Mau hálito tem cura. É possível deixar de ter mau cheiro na boca e deixar de sofrer todas as consequências ruins que a halitose traz para a sua vida.

Antes de mais nada, é preciso saber realmente o que você tem.

Será que o problema é realmente no seu hálito ou você <u>acredita que tem halitose</u> porque sente gosto ruim na boca? Ou porque alguém reclamou uma única vez e você começou a acreditar que seu hálito sempre ficou ruim?

Casos assim são muito comuns no consultório. As pessoas me procuram acreditando que têm hálito muito forte. E quando examino o paciente muitas vezes o hálito está normal.

Sempre peço para meus pacientes envolverem a família no tratamento, e é comum eles voltarem surpresos e aliviados com o que ouviram em casa.

Ouço frases do tipo *"Dr., minha esposa falou que até percebe, mas não é toda hora. E é fraquinho. Eu achava que era forte, o tempo todo. E que dava pra sentir de longe..."*.

Ou *"Perguntei para minha família e todos disseram que nunca sentiram! E eu achava que estava com o hálito péssimo, que todo mundo percebia. Acreditava nisso porque sentia um gosto muito ruim na boca"*.

Essa é a primeira dúvida que temos que eliminar.

Claro que se tem alguém que fica reclamando diretamente do seu hálito, então é porque ele <u>realmente está ruim</u>. Mas digo de alguém reclamar diretamente para você. Coçar o nariz não vale.

Acredite, de cada dez pessoas que eu atendo que têm mau hálito, pelo menos nove tem queixas espontâneas. As pessoas mais próximas acabam reclamando do cheiro. E não é uma única vez. É sempre. Se não reclamam espontaneamente, confirmam que percebem quando são questionados.

A verdade sempre é a melhor opção. E saber a verdade sobre o seu caso é fundamental. É o primeiro passo na direção certa.

Espero que esse livro tenha mostrado que você não está sozinho. A halitose é uma condição que afeta milhões de pessoas no mundo todo. E provoca muito sofrimento.

Se a leitura desse livro foi suficiente para resolver a halitose de uma única pessoa, já valeu todo o esforço, dedicação e tempo investido nesse projeto.

Se não eliminou o problema de forma definitiva, com certeza ampliou os seus horizontes e serviu com um guia, mostrando que a liberdade para falar de perto é um objetivo possível de ser alcançado.

Não tenho a pretensão de eliminar a halitose de todos que seguirem as orientações contidas nesse material.

Nem sempre é fácil.

Pode ser que ainda assim você precise de um especialista. Se for o seu caso, invista nisso. A halitose é uma área complexa, pois exige muito estudo, paciência e dedicação dos profissionais. Então, os que estão atuando na área geralmente são apaixonados pelo tema.

Mesmo que você precise de ajuda profissional, faça sua parte.

A halitose não é invencível. Mas muitas vezes é necessário atitude, força e dedicação para conquistar a liberdade.

E liberdade é algo que não tem preço.

Espero de coração que esse livro tenha sido decisivo nessa sua conquista.

Dr. Arany Tunes é uma das maiores autoridades em halitose do Brasil.

Formado em odontologia pela UNESP, uma das melhores faculdades do país, logo no início da carreira se interessou pela halitose, uma área ainda carente de profissionais, tornando-se um dos pioneiros nessa modalidade de atendimento.

Com 15 anos de experiência atendendo exclusivamente a portadores de halitose em dez cidades diferentes, já ajudou milhares de pacientes a eliminarem o mau hálito, uma condição que afeta negativamente a auto estima e os relacionamentos pessoais, profissionais e amorosos.

Através desse livro, espera ajudar um número ainda maior de pessoas a conseguirem a liberdade de falar de perto.

Esse é o desejo do autor, para todos os leitores dessa obra.